T.e $^{10}_{104}$

DES EFFETS

DES DIFFÉRENTES ESPÈCES

D'ÉVACUATIONS SANGUINES

ARTIFICIELLES.

DES EFFETS

DES DIFFÉRENTES ESPÈCES

D'ÉVACUATIONS SANGUINES

ARTIFICIELLES;

(MÉMOIRE auquel la Société de Médecine de Bordeaux a décerné une Médaille d'or dans sa Séance publique du 3o Août 1809.)

Par J. F. FRÉDÉRIK MONTAIN aîné,
Docteur en Médecine de la Faculté de Montpellier; Médecin de l'Hôtel-Dieu de Lyon ; Membre correspondant des Sociétés de Médecine de Paris, Montpellier , Toulouse, etc.

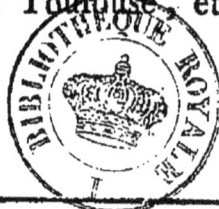

Pour conserver la vie , souvent il faut la diminuer.

A LYON,
Chez J. M. BARRET , Imprimeur, place des Terreaux, Palais St.-Pierre.

1810.

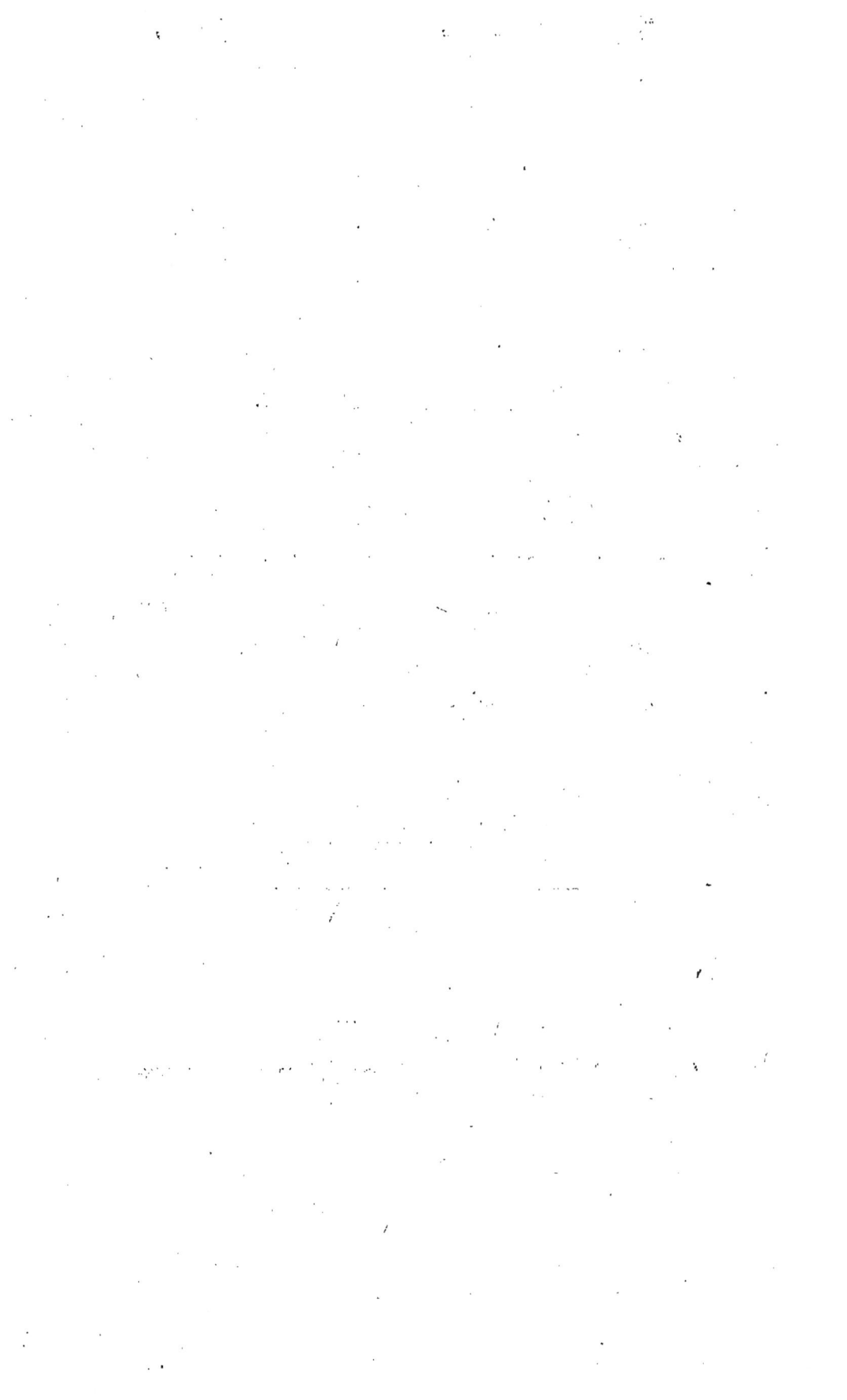

A MONSIEUR

DE SAINT - LAURENT,

ANCIEN OFFICIER GÉNÉRAL.

MONSIEUR ET TRÈS-ESTIMABLE AMI,

L'hommage de cet opuscule doit vous prouver que, malgré l'éloigne-ment, les sentimens que vous inspirez sont à jamais gravés dans le cœur de tous ceux qui vous ont connu , et en particulier dans celui du plus dévoué de vos amis ,

J. F. Frédérick MONTAIN.

DES EFFETS

DES DIFFÉRENTES ESPÈCES

D'ÉVACUATIONS SANGUINES

ARTIFICIELLES.

INTRODUCTION.

Le sang circule dans différens vaisseaux ;
ce fluide devenu rouge , après avoir pris
le caractère particulier que lui donne l'air
avec lequel il se met en rapport dans les
poumons , passe du système capillaire de ces
organes dans les veines pulmonaires ; ces
veines le versent dans l'oreillette gauche du
cœur , qui le transmet dans le ventricule ,
lequel le pousse dans le système artériel ;
les artères répandent ce liquide vivifiant dans
tous les vaisseaux capillaires des divers organes et des différentes parties qui entrent
dans la composition du corps humain. Le
sang , après avoir fourni les matériaux des

sécrétions, après avoir servi à la nutrition ;
devenu noir, entre dans les veines qui servent
à le transmettre aux cavités droites du cœur,
qui l'envoient par l'artère pulmonaire au
système capillaire des poumons.

Le sang est un des agens principaux de
la vie ; il circule dans toutes les parties du
corps pour réparer, nourrir, et même augmenter les organes dans lesquels il séjourne.
Toutes les parties pourroient donc donner
issue à ce fluide ; mais toutes ne peuvent
être lésées sans qu'il en résulte des accidens
plus ou moins graves : aussi le Médecin, qui
doit toujours être guidé par des vues con-
servatrices, ne fait évacuer le sang que par
des organes que l'expérience a désignés
comme pouvant être blessés sans dangers
éminents. Les effets particuliers de ces différentes évacuations paroissant peu généralement connus, la savante *Société de Médecine de Bordeaux* les a choisis pour sujet
du concours de l'année 1809. Mes efforts
ont mérité l'attention des Médecins recom-
mandables qui la composent, puisqu'ils ont
bien voulu m'adjuger une récompense ho-
norable.

Dans cette question : *Quels sont les effets
particuliers des différentes espèces d'évacuations sanguines artificielles, tant arté-*

rielles que veineuses, sont comprises les évacuations du sang par le système veineux; celles par le système artériel, et enfin celles que l'art détermine par le système capillaire général. Ce sera dans cet ordre que je traiterai des différentes parties de ce Mémoire, en faisant précéder ces trois divisions de quelques considérations préliminaires, qui se composeront : 1.º de l'histoire succincte et générale des évacuations artificielles ; 2.º d'un aperçu sur les différens organes qui sont lésés dans les opérations que l'art pratique pour donner issue au sang ; 3.º de l'énumération des moyens que le Chirurgien emploie pour les effectuer. Je terminerai le Mémoire par quelques corollaires sur les évacuations sanguines en général : ces différentes évacuations ayant des effets qui se ressemblent, il me paraît que ce ne sera point sortir du sujet que d'ajouter quelques réflexions sur leurs phénomènes généraux.

CONSIDÉRATIONS PRÉLIMINAIRES.

Histoire des évacuations sanguines artificielles.

L'origine des évacuations sanguines remonte à une époque très-éloignée, et paroît, comme tant d'autres moyens de l'art, couverte d'un voile difficile à déchirer. *Pline* (1), souvent ami du merveilleux, raconte que la saignée nous a été suggérée par l'*hippopotame* ou *Cheval Marin*. Les *Egyptiens* (2) ont à cet égard une tradition superstitieuse ; ils disent qu'on est sanguin dans leur pays, parce qu'on n'y boit d'autre eau que celle du *Nil,* qui se convertit en sang ; métamorphose qu'ils attribuent à l'eau de ce fleuve depuis que *Moyse* a changé en sang toutes celles de l'*Egypte*; de cette époque aussi ils font dater les premières évacuations sanguines.... D'autres auteurs ont avancé des opinions toutes aussi singulières sur l'époque ou les causes qui ont pu donner lieu à l'emploi de la première saignée. Mais quel que soit le

---

(1) Hist. Nat., lib. VIII, cap. 26.
(2) *Prosper Alpin* de Medicinâ AEgyptior , lib. II, cap. 1,

degré de confiance que l'on veuille accorder aux autorités dont ils cherchent à s'appuyer, il me paroît plus vraisemblable, plus philosophique de penser qu'elle est une des conséquences de la civilisation, parce qu'avec la perfection de l'état social les besoins de l'humanité ont augmenté, de nouveaux désirs, de nouveaux plaisirs ont pris naissance, et l'homme porté à abuser de tout a créé l'intempérance; l'intempérance a produit des indispositions, des maladies plus ou moins graves; ces troubles de la santé ont nécessité des évacuations de sang qui se sont faites par les seuls effortsnaturels, et l'homme simplement guidé par la pitié, a profité des avis de la sage nature. En effet, on lit dans l'histoire générale des voyages, que des nations plongées dans ce qu'on nomme la barbarie, font usage de la saignée; cependant la première dont l'histoire fasse mention est celle qui fut faite à la fille du *roi Dametus* par *Podalyre*, à son retour du siége de *Troie*; le succès de ce moyen fut si heureux, que le monarque, au rapport d'*Etienne de Byzance*, récompensa le Médecin d'une manière qui, je crois, ne sera jamais imitée, puisqu'il lui donna sa fille en mariage avec la *Chersonnèse* pour dot. Quoiqu'il en soit, du temps d'*Hypocrate*, l'ouverture des veines, des artères, étoit d'un usage familier ; depuis, les évacuations sanguines ont été généralement employées, à la vérité plus ou moins fréquemment, suivant que telles opinions, tels systèmes, etc. ont prévalu dans la pratique de la Médecine. Ainsi, chez les anciens, *Erasistrate*, chez les modernes, *Vanhelmont*, *Bentekoë*, ont prétendu qu'il n'était aucun cas où l'on dût saigner, tandis que *Galien* saignait jusqu'à défaillance, et après lui *Botal* et *Valerius* soutinrent qu'on pouvoit perdre le sang comme une liqueur inutile. Maintenant nous devons laisser de côté toutes ces opinions exagérées, ces pratiques vicieuses par leur application générale, funestes par leur emploi dans toutes les maladies, parce qu'on ne faisait pas attention à tant de circonstances qui peuvent contre-indiquer ce moyen de l'art de guérir. Félicitons-nous donc d'être nés dans un siècle où les sciences physiques, par leurs progrès, nous ont suffisamment éclairés pour nous garder des hypothèses sur lesquelles les auteurs que j'ai nommés basoient leur raisonnement erroné.

Aussi, oubliant la fameuse victoire de *Brissot* sur *Fernel* et l'École de Paris, les répliques de *Scaliger*, etc., plaignons l'art et le siècle de *Hequet* et d'*Hoffmann*, puisque des hommes aussi célèbres ont pensé que la saignée étoit une panacée, contre laquelle ils trouvoient très-peu de contre-indications, et employons ce moyen dans toutes les circonstances qui le nécessitent, avec l'attention de prévoir toutes les conséquences de ses effets sur les forces de la vie (1).

---

(1) Dans cesderniers temps, on a presque généralement oublié les effets salutaires des évacuations sanguines artificielles, comme ceux des évacuations alvines provoquées par l'art. On ne saigne plus, on ne purge plus, parce qu'on se rappelle les abus de ces moyens, et l'on se garde de se souvenir de leurs bons effets. Presqu'en tout les hommes vont d'un extrême à l'autre ; en médecine principalement, aperçoivent-ils qu'on a mis en usage un moyen qui a été quelquefois nuisible, le plus souvent par la faute de celui qui l'emploie, aussitôt ils se refusent à admettre les faits les plus sensibles qui attestent leur efficacité.

~~~~~~~~~~~~~~~~~~~~~~~~~~

Des parties lésées par les moyens qui déterminent l'évacuation du sang.

La peau est d'abord divisée par l'instrument employé pour donner issue au sang ; elle l'est plus ou moins, suivant la situation du vaisseau (pour les systèmes artériel et veineux), suivant que les succions des *sangsues*, ou les scarifications, sont plus ou moins répétées ; les tuniques, qui composent les artères ou les veines, sont ensuite piquées et légèrement coupées, comme le réseau vasculaire du système capillaire est ouvert par les *sangsues* ou le scarificateur. Deux phénomènes, communs à toutes les parties lésées, sont les résultats immédiats de l'ouverture pratiquée pour faire couler le sang : d'abord une irritation qui produit une modification, un changement des propriétés de la vie dans la partie divisée ; ensuite l'évacuation du sang, liquide qui diffère suivant le système qui lui donne issue, etc.

Des moyens que l'on emploie pour déterminer l'écoulement du sang.

Les moyens employés pour donner lieu aux évacuations sanguines, diffèrent suivant les nations. Les *nègres* de la *Guinée* se donnent un coup de couteau sans distinction d'aucune partie du corps, et laissent couler le sang pendant un temps convenable, lavent la blessure avec de l'eau fraîche et la couvrent de quelques morceaux de linge. Au rapport de *Bougainville*, a *Otaïti* un *taouan*, ou médecin prêtre, frappe avec un morceau de bois tranchant sur le crâne du malade. En *Europe*, tous les peuples ne se servent point des mêmes instrumens ; la prudence allemande fait usage de la *flamme* ou lancette à ressort, semblable à celle dont les *hippiatres* se servent pour les animaux, tandis que l'adresse française, dédaignant cet instrument sûr, préfère et s'arme hardiment de la simple lancette, ou du bistouri, pour les saignées qui se pratiquent aux veines ou aux artères. Quant aux moyens que l'art met en usage pour déterminer les évacuations par le système capillaire, dans tous les lieux où les sangsues

sont connues, on se sert de ces animaux ;
dans quelques circonstances, on applique
des ventouses après avoir scarifié la partie,
ou on la scarifie ensuite avec la lancette,
une aiguille, ou un autre instrument nommé
scarificateur.

DES EFFETS PARTICULIERS

DES ÉVACUATIONS DU SANG VEINEUX.

A l'aide de la section faite à une veine par un instrument piquant et tranchant, on donne issue au sang noir : le nom de *phlébotomie* a été donné à cette opération. Toutes les veines ne sont pas situées de manière à permettre leur ouverture sans danger ; il en est que le Chirurgien ne pourroit ouvrir sans blesser des parties dont la lésion seroit suivie d'accidens plus ou moins graves ; les veines les plus superficielles sont celles que l'on ouvre le plus communément : telles sont les jugulaires externes (trachélo sous - cutanée) ; la basilique (cubitale cutanée) ; la médiane de l'avant-bras ; à la main la céphalique , la salvatelle ; au pied la grande et petite saphène (tibio et peroneo-malleolaire) ; dans la bouche les ranines (sous-linguales).

Un point d'irritation dans le lieu de la section, l'issue du sang veineux, sont les deux phénomènes de la *phlébotomie* ; ils varient selon la susceptibilité de l'individu , son âge, l'état de la maladie, son espèce, le degré d'ouverture de la veine , et la quantité de sang qui

s'écoule ; les *médications* (1) qui en résultent présentent autant de variétés que ces
mêmes phénomènes.

Les propriétés de la vie étant moins sensibles dans les tuniques des veines que dans
d'autres organes, les sympathies de ces vaisseaux étant très - obscures, on ne peut tirer
de grandes conséquences de leur lésion pour
les effets que produit l'évacuation sanguine,
par rapport à la section de la veine. En effet
ces vaisseaux sont rarement affectés dans leur
tissu ; l'inflammation et les diverses tumeurs
ont peu fréquemment leur siége dans les membranes des veines ; la douleur s'y fixe assez
rarement. Dans les tumeurs variqueuses d'un
volume considérable, la douleur, il est vrai, se
fait bien sentir d'une manière à faire penser
que la sensibilité y est développée beaucoup
plus que dans l'état naturel ; cependant il
est difficile de s'assurer que ce soient les veines ou les organes voisins qui sont le siége
de la douleur. Pour ces évacuations sanguines, il ne me paroît donc pas nécessaire de s'arrêter aux effets qui résultent de

(1) J'entends par médication, avec *Bichat*, *Svvilgué*,
Pinel et plusieurs autres Médecins modernes, l'effet des
moyens de la matière médicale sur les propriétés vitales
des différens organes.

la

la section des membranes des vaisseaux à
sang noir jointe à la blessure déterminée
sur la peau, à raison des propriétés vitales du
système cutané ; chez les femmes, chez
les sujets d'une susceptibilité très-grande,
l'irritation qui en est la suite, peut être
quelquefois assez forte pour occasionner des
syncopes, de légers mouvemens convulsifs ;
mais chez ces personnes, tout autre moyen
irritant, dont l'action auroit lieu sur la peau,
détermineroit ces effets sympathiques ; donc ils
ne peuvent pas être considérés comme effets
véritablement particuliers de la *phlébotomie*.

L'issue du sang est alors le principal phénomène, qui puisse produire des effets qui
appartiennent particulièrement à la saignée ;
ces effets peuvent provenir de l'évacuation
spontanée du sang, comme dans les cas que
les anciens jugeoient nécessiter ce qu'ils ont
justement appelé la *déplétion*. Par exemple,
pour les congestions sanguines, l'observation
prouve que toutes les fois que la saignée a
été employée dans les momens convenables,
elle a été promptement suivie du plus heureux succès, soit lorsqu'elle a été mise en
usage pour aider la nature à guérir la pul-
monie, la fièvre inflammatoire (*angioténi-
que*), soit lorsque son emploi a eu pour
but de prévenir les accidens de l'apoplexie, etc.

2

Dans ces cas, c'est bien de l'écoulement du sang qu'émanent les premiers effets salutaires de la saignée, puisque l'évacuation enlève en partie et quelquefois en totalité la cause matérielle de la maladie; car dans le commencement de la fièvre inflammatoire simple, on peut bien comparer l'action du sang sur les vaisseaux, à l'action des matières gastriques sur l'estomac et les premières voies dans le cas de fièvre bilieuse simple (gastrique), et de même considérer l'évacuation du sang veineux par la saignée, comme l'évacuation des matières saburales par l'émétique ou les purgatifs. Dans ces deux circonstances les causes matérielles sont enlevées, et il en résulte le rétablissement des fonctions des différens organes qui étoient le siége de la maladie; c'est donc la *déplétion* qui est l'effet principal de l'évacuation veineuse, lorsqu'on donne lieu à l'issue du sang par des ouvertures larges, et qu'on laisse couler ce fluide en grande quantité.

Un des bons effets de la saignée bien nommée déplétive est celui qui a lieu consécutivement, par suite d'action générale; et cela dans tous les cas où l'on pense que le sang, par son abondance, nuit aux mouvemens conservateurs de la nature; en diminuant alors sa quantité, on rend plus libre l'action des forces qui doivent réagir. Par exemple, les congestions sanguines vers la tête, qui attaquent les vieillards, me parois-sent avoir leur siége principalement dans les sinus, qui trop remplis causent la com-pression du cerveau, compression qui donne lieu à la paralysie, et souvent même à la mort si les secours ne sont pas prompte-ment administrés; mais si on parvient à désemplir les sinus dès les premiers symp-tômes, par une prompte et forte évacuation du sang veineux (1), on ôte la surabondance du fluide qui tendoit à annihiler l'existence

_____

(1) Dans les premiers instans des attaques d'apoplexie chez les vieillards, il me semble que la saignée veineuse, il est vrai aux gros vaisseaux, tels qu'aux jugulaires et *langâ manu*, est le seul genre d'évacuation sanguine qui doive d'abord être employé. Dans la vieillesse, c'est le sang noir qui est la cause matérielle de l'accident apoplectique, en l'évacuant on diminue cette cause, et si on évacuoit le sang artériel, on diminueroit le stimulus de la vie. Chez les vieillards, c'est à l'excès de nutrition dont l'état de plénitude du système vasculaire à sang noir est la conséquence, que sont dues les congestions. Chez les jeunes gens, au contraire, les apoplexies sont le plus souvent occasionnées par l'exci-tation des forces vitales dans les organes de la circulation; le sang artériel est alors l'agent mis en mouvement par le cœur dont les forces sont augmentées, soit par les passions, soit par des causes physiques, et le plus souvent alors le cerveau se trouve affoibli par l'excès de travail ou l'abus des facultés viriles; je pense qu'ici, en diminuant le sang artériel, on pourroit prévenir les conséquences funestes.

de l'être dont il doit entretenir la vie; en même-temps on détermine les forces vitales à réagir d'une manière générale, et cette réaction peut rétablir l'équilibre des fonctions, caractère principal de la santé.

Les effets des évacuations sanguines sont souvent secondaires; ils ne méritent pas moins de fixer l'attention de l'observateur. Plus ou moins long-temps après l'issue du sang, la circulation éprouve un changement qu'il est difficile de définir autrement que par l'énumération des phénomènes; ainsi le pouls devient plus régulier, la circulation paroît plus libre, le sang a de la tendance à se porter avec plus de facilité vers les organes voisins de celui qui a été le siége de l'ouverture; il est à présumer que ce dernier effet tient à un point de fluxion qui s'établit dans ces organes, et qui n'est vraiment sensible que par ses résultats; ce dernier phénomène, qui est sans doute une exaltation des propriétés de la vie dans ces parties, opère ce que l'on a nommé la dérivation ou la révulsion; qui, à leur tour, sont suivies de changement dans différentes fonctions, comme du rétablissement de l'absorption, de l'exhalation, de la transpiration, etc. Il est incontestable que ces changemens présentent autant de variétés que les modifications de la saignée, autant que les circons-

tances qui la nécessitent, ou qui l'accompa-
gnent. Dans cette évacuation la dérivation et la
révulsion étoient les principales vues *d'Hippo-*
crate, il avoit les mêmes intentions que les médecins modernes, et ces derniers ne font que
l'imiter dans les cas que je vais rapporter ;
ainsi une fluxion commençante, produite par
une cause irritante quelconque, menace de
produire un engorgement inflammatoire, qui
pourroit intéresser un organe essentiel à la
vie, ou troubler une fonction importante ;
alors en faisant une saignée dans les parties
les plus éloignées, on peut opérer une dérivation qui, en causant la diminution de la
masse générale du sang, diminue la cause
matérielle, lui donne un mouvement contraire à celui que lui imprimoient les forces
de la vie ; forces viciées par la cause qui
produit une irritation dans la partie où l'engorgement tend à se faire. Au contraire s'il n'est
plus possible de s'opposer à la formation de
l'engorgement, en employant la saignée près
de la partie malade, on donne lieu à la révulsion, en attaquant le fluide qui doit
s'y porter ; on en diminue la quantité, et
dans les deux cas on rend la facilité aux
forces vitales des parties, de réagir sur les
fluides, et la résolution s'en opère plus ou
moins promptement. L'observation suivante

vient à l'appui de ce que j'avance. Au mois
de juin 1809, M. B**** âgé de 25 ans, d'un
tempérament sanguin, fut arrêté sur la grande
route par des voleurs ; il reçut un coup de
bâton sur le front, son cheval l'emporte ;
à son arrivée au gîte il se trouve mal, et
tombe sur la partie droite ; le lendemain je le
trouvai avec une tuméfaction considérable de
la partie droite de la figure ; large échimose des
paupières, infiltration sanguine de toute la surface de l'œil, plaie contuse au milieu du front,
pouls élevé, assoupissement continuel ; j'or-
donnai les bains de pied sinapisés ; application de huit sangsues à la tempe du côté
malade pour obtenir la révulsion ; léger amendement. Le soir, assoupissement plus considérable, état comateux, signes précurseurs
des accidens causés par les épanchemens dans
l'intérieur du crâne ; saignée du bras de qua-
torze onces pour opérer la dérivation, de
suite mieux, et dix jours après guérison
parfaite.

La révulsion et la dérivation sont donc
déterminées et par la diminution du sang et
par l'action des propriétés de la vie, qui est
devenue plus libre dans la partie malade ; en
outre l'exaltation de ces propriétés est contreba-
lancée par le mouvement général, qu'impri-
me à la circulation, à toutes les fonctions, le

changement produit par l'évacuation du sang.
Le médecin pour obtenir les effets salutaires
de la saignée, est donc obligé d'agir de différentes
manières ; tantôt directement sur l'organe malade , tantôt par contiguité, d'autrefois par
sympathie, comme lorsqu'il fait pratiquer la
saignée au bras , dès le début des inflamma-
tions des organes contenus dans l'intérieur
de la poitrine.

DES EFFETS PARTICULIERS

DES ÉVACUATIONS DU SANG CONTENU DANS LES ARTÈRES.

L'artériotomie quoique mise en usage depuis long-temps, puisque *Hippocrate* la conseilloit, a été rarement pratiquée : il est vrai que peu de vaisseaux offrent toutes les circonstances convenables pour éviter les accidens graves qui peuvent accompagner l'ouverture des artères. Ainsi un point d'appui fixe est de toute nécessité pour la compression, et peu d'artères l'offrent comme la temporale ; aussi est-elle la seule que les médecins modernes fassent ouvrir quelquefois.

De ce que les évacuations du sang artérielles n'ont pas été pratiquées souvent, il en résulte que l'observation n'a pas pu assigner leurs avantages, ou ils n'ont pas paru assez grands pour les faire préférer à celles que l'art effectue par les veines ; cependant l'expérience a prouvé les heureux effets de *l'artériotomie* dans le cas de céphalalgie très-forte, d'otalgie intense, de délire phlegmasique, d'apoplexie sanguine éminente, etc ; tandis qu'on avoit auparavant répandu sans succès le sang noir par l'ouverture des veines dans différentes parties du corps.

Deux phénomènes sont ici, comme dans la *phlébotomie*, les résultats immédiats de la division de la peau, et des membranes qui composent les artères, l'irritation et l'issue du sang.

L'irritation qui est le résultat de la lésion des tuniques de l'artère ouverte, est peu considérable, et peut-être est-elle nulle à raison du peu de développement des propriétés de la vie dans ces membranes ; celle de la peau ne doit pas paroître un effet plus particulier de la saignée artérielle que de la saignée veineuse.

A raison de la nature du sang qui s'écoule par les ouvertures artérielles déterminées par l'art, les évacuations ne doivent pas être considérées ni dans leurs effets, ni dans les conséquences de ces dernières, comme celles des veines ; c'est le sang artériel qui fournit presque uniquement la matière des secrétions ; c'est dans ce liquide que les exhalans séreux, cellulaires, cutanés, médullaires, etc., puisent les fluides qu'ils transmettent sur les surfaces de leurs membranes respectives ; tous les vaisseaux qui portent la matière de la nutrition des organes, sont aussi continus aux artères ; et par conséquent leurs fluides proviennent du sang rouge ; c'est ce sang qui communique aux organes de tout le corps

cette secousse générale, nécessaire à leurs
diverses fonctions; secousse si manifeste au
cerveau et si long-temps méconnue dans sa
cause : c'est pour ces différentes considérations
que l'on ne prodigue pas les évacuations sanguines par les artères ; mais c'est à cause
de ces mêmes considérations qu'il faudroit les
préférer dans le traitement de la plupart des
maladies, sur lesquelles je vais jeter un coup
d'œil.

Pour combattre les congestions sanguines
vers la tête, chez les jeunes gens (pour les
raisons que j'ai avancées dans la note 1, page
19) *l'artériotomie* me paroît devoir mériter la
préférence; elle diminue la cause matérielle
qui menace la vie, et même détermine les
propriétés vitales à réagir avec plus de force
contre ce qui reste de cette cause de destruc-
tion. Dans les anévrismes vrais de différentes
artères externes, il me paroît vraisemblable
que la saignée artérielle, en causant un changement dans la circulation à sang rouge,
pourroit dériver les forces vitales, et même le
liquide, qui conjointement tendent souvent à
augmenter la dilatation de l'artère malade :
cette saignée favoriseroit la réussite de la compression sur l'endroit anévrismatique ; je se-
rois même disposé à penser que dans le traitement des anévrismes vrais internes ou

externes, ce moyen, comme auxiliaire à la méthode de *Valsava*, pourroit être, d'une grande utilité.

Lorsque l'augmentation d'une secrétion, d'une exhalation, a lieu aux dépens de l'équilibre qui doit régner dans toutes les fonctions, ne seroit-il pas possible de la diminuer en détournant le fluide qui est la source de tous les autres ? Par exemple, dans les loupes qui se développent dans les différens membres, on pourroit s'opposer à leur accroissement, à leur nourriture, et même les disposer à la résolution par l'ouverture d'un rameau, d'une branche de l'artère qui se porte dans la partie qui est le siége de la maladie, ou de l'artère qui est la plus contiguë, à raison de sa position ou de ses anastomoses, ou de celle qui paroît avoir le plus de sympathie avec la partie affectée.

Il seroit possible enfin de combattre l'*obésité*, cette maladie qui n'est qu'un excès de nutrition dans toutes les parties du corps ; il seroit possible, dis-je, de prévenir, de diminuer, et même de guérir cette affection, en ajoutant au régime et aux autres évacuations celle du sang rouge, qui seroit répétée plus ou moins souvent, et alternée avec celle du sang noir (1).

_____

(1) On m'objectera peut-être que l'art ne pourroit arrêter le sang dans le cas où on ouvriroit une artère qui n'auroit

Les évacuations artérielles me paroissent donc très-utiles sous le rapport de l'écoulement du sang, et elles doivent l'être par leurs effets secondaires sur tout l'organisme, et par les conséquences de ces mêmes effets sur les propriétés particulières des organes; car ce ne doit pas être d'une manière foible que ces phénomènes doivent avoir lieu, puisque l'art agit sur l'un des trépieds de la vie, la circulation à sang rouge. Comme l'on sait, ce sang circule par l'impulsion que lui communique le cœur par ses contractions; ainsi son évacuation doit faire éprouver à la circulation générale une modification qui peut être plus ou moins grande, plus ou moins salutaire, suivant la cause qui trouble les fonctions de l'économie animale, et qui doit être en rapport avec la quantité de sang évacué.

La certitude, que les membres de la Société pensent que les nouveaux moyens ne doivent jamais être rejetés sans des expériences qui démontrent leur inutilité, ou leurs

---

pas de point d'appui pour la compression. Je suis persuadé que si on pratiquoit plus souvent l'artériotomie dans les parties où il est difficile de comprimer, le génie des chirurgiens célèbres auroit bientôt inventé un moyen facile et capable d'opposer un obstacle à l'écoulement de la vie par l'ouverture des artères.

funestes effets , m'a enhardi à soumettre à
leur jugement ces nouvelles idées ; car , ainsi
que l'a fort bien dit le vieillard *de Cos* , il
n'appartient qu'à la méchanceté de déprécier
sans raison , ou de rejeter avec mépris les
nouvelles découvertes.

DES EFFETS PARTICULIERS

DES ÉVACUATIONS SANGUINES PAR LE SYSTÈME CAPILLAIRE.

Par les artères le sang est transmis dans des vaisseaux, nommés capillaires à cause de leur ténuité. Quelques auteurs ont avancé qu'en formant de ces vaisseaux un système particulier, on établissoit une division vaine et inutile, qui ne servoit, disoient-ils, qu'à embarrasser la science ; ils pensoient au contraire qu'on devoit considérer les capillaires comme la continuation, la terminaison des artères et le commencement des veines, parce que ces dernières y prennent pour ainsi dire naissance ; mais les raisons suivantes doivent combattre leur opinion, faire admettre cette division et en prouver la nécessité : 1.° dans le système capillaire la circulation du sang n'est pas sous l'influence du cœur ; ce liquide y est soumis à l'action de la tonicité, propriété de la vie, désignée par *Bichat* sous le nom de contractilité organique insensible ; l'excitation de cette propriété me paroît faire différer essentiellement ces effets des évacuations sanguines par les petits vaisseaux, des effets de celles qui ont lieu dans les deux

systèmes précédens ; 2.° la structure diffé-
rente des capillaires, qui varie suivant l'organe
dont ils font partie intégrante , doit aussi
faire considérer les capillaires comme formant un système vasculaire *sui generis.*

Les capillaires entrent dans la composition
de toutes les parties du corps ; la plupart des
fonctions nécessaires pour l'accroissement,
l'entretien et la réparation des organes , se
passe dans ce système comme les secrétions,
la nutrition , les exhalations ; et *Bichat* pensoit que la chaleur animale est spécialement
produite dans ces conduits (1).

Toutes les parties du système capillaire
général ne peuvent se prêter à l'issue du
sang d'une manière artificielle ; il n'y a que
celles de la surface du corps et les membranes
muqueuses les plus extérieures qui permet-
tent par leur situation d'employer les moyens
de l'art pour faire couler le sang : ces moyens
sont les scarifications et l'application des
sangsues.

(1) *Robert Douglass* avoit avancé que la chaleur animale
étoit produite dans les capillaires ; mais il expliquoit ce
phénomène par les lois physiques , c'est-à-dire qu'il pensoit
que le frottement des globules sanguins contre les parois
des vaisseaux , formoit la chaleur ; mais le physiologiste
français , en donnant le même siége à la production de
la chaleur , a expliqué ce phénomène par les lois des forces
vitales.

Les scarifications sont de petites incisions que l'on pratique dans la partie où l'on veut donner issue au sang ; on se sert de la lancette, ou d'instrumens particuliers, à l'aide desquels on peut pratiquer plusieurs incisions à-la-fois, il s'écoule du sang ; pour en augmenter l'évacuation, on fait précéder ou suivre les scarifications de l'application de la ventouse, qui, en faisant le vide par la raréfaction de l'air, irrite davantage la peau, et même détermine une irritation dans le tissu cellulaire sous-cutané ; par conséquent les forces de la vie dans le système capillaire de toutes ces parties sont excitées.

Par les *sangsues* (hirudo medicinalis. *Lin.*) on remplace presque les deux moyens précédens. Ces animaux ont le corps oblong, mutique, très-contractile ; leurs deux extrémités sont susceptibles de se dilater en un disque charnu qui se fixe comme la ventouse. Avec leur bouche triangulaire sous l'extrémité la plus mince, les *sangsues* font d'abord le vide, puis pratiquent trois incisions avec leurs dents ; à l'aide de la succion elles se gorgent de sang, et donnent lieu à une espèce d'engourdissement dans l'endroit de la piqûre ; elles y font naître la douleur, une augmentation de chaleur qui est suivie

de

de l'issue du sang liquide, qui s'échappe comme par exhalation (1).

L'écoulement du sang, phénomène immédiat de l'emploi des moyens que je viens d'énumérer, est plus ou moins considérable; sa qualité est en rapport avec le nombre des ouvertures pratiquées : le temps qu'on les laisse béantes, la partie qui est le siége de l'évacuation, et la maladie qui la nécessite, font varier cet écoulement; et l'on conçoit que les effets de cette évacuation sont aussi en rapport avec ces variétés.

Le sang qui s'écoule des capillaires est le plus souvent semblable à celui que contiennent les artères; ce n'est que lorsqu'une inflammation, accompagnée de caractères adynamiques, attaque une partie extérieure, la rend par conséquent terne, livide, et y produit la diminution de la chaleur, que les vaisseaux capillaires étant alors remplis de sang noir, il s'écoule par les ouvertures artificielles un liquide semblable à celui que charient les veines. Mais quand on provoque les évacuations dans un endroit frappé d'une

---

(1) *Themison* est le premier qui ait parlé de l'application des *sangsues*; ses disciples appliquèrent la ventouse à la partie d'où les sangsues s'étoient détachées. Ces moyens combinés peuvent déterminer des effets plus considérables, et doivent mériter l'attention des praticiens.

inflammation , avec chaleur vive , couleur
rutilante , il s'écoule du sang rouge , comme
dans le cas où ce liquide s'échappe d'une
partie saine. Il seroit donc ridicule de penser
avec le *crédule vulgaire* , que les sangsues
ont l'instinct de choisir le mauvais sang , et
de laisser celui qui est de bonne qualité :
ces animaux n'ont pas d'autre instinct que
l'envie de contenter leur avidité sanguinaire ;
et le sang qu'ils sucent , comme celui qui
s'écoule après leur chute , n'est pas d'une
autre nature que le sang qui reste dans la
partie. L'irritation , qui coincide avec l'issue
du sang , ne peut être comparée à celle qui
est produite par l'incision de l'instrument
piquant et tranchant sur la peau , et le tissu
membraneux des vaisseaux artériels et veineux. Les moyens employés pour effectuer
des évacuations capillaires , agissent sur des
parties douées de propriétés vitales manifes-
tes ; lesquelles propriétés président à des
fonctions qui , par leur existence et leur
libre exercice , entretiennent la santé et la
vie : le phénomène constant de cette irritation est l'excitation des forces toniques des
organes , qui est plus ou moins grande ,
suivant que l'action des moyens mis en usage
a lieu plus ou moins long-temps ; ensuite ,
à raison des sympathies nombreuses du sys-

tème capillaire, des effets secondaires en grand nombre peuvent être produits par une légère évacuation de sang que contiennent les vaisseaux de ce système. Aussi, pour déterminer des médications salutaires, n'est-il pas indifférent de choisir telle ou telle partie pour être le siége de l'écoulement du sang, puisqu'on agit quelquefois sur une partie éloignée de celle qui est le siége de la maladie; comme lorsqu'un organe essentiel à la vie est frappé d'une phlegmasie, d'un engorgement sanguin, tel que dans la péripneumonie, etc. L'exemple suivant en est une preuve (1). M. C.... D.... âgé de 24 ans, d'un tempérament sanguin et bilieux, joignant à une vie très-active l'excès des plaisirs, et sur-tout l'abus des facultés viriles; dans le mois de juin 1809 ayant très-chaud, il fut mouillé et il n'eut pas le soin de changer ses vêtemens, qui séchèrent sur lui. Dès le soir même, mal-aise général, lassitude, etc.; le lendemain, perte d'appétit, difficulté de respirer, toux sèche, douleur vague dans la poitrine, pouls plein et dur; symptômes précurseurs d'une affection de

____

(1) Je donnois des soins à ce malade avec M. Montain jeune, désigné Chirurgien en chef de l'Hospice général de la Charité de cette ville.

poitrine; augmentation des phénomènes qui, au cinquième jour, deviennent intenses et alarmans, et annoncent une péripneumonie bien déclarée; face colorée et bouffie, toux sèche, convulsive et suffoquante, douleurs pectorales très-fortes, respiration très-difficile, céphalalgie; pouls continuellement dur, plein, véloce, et souvent irrégulier, insomnie continuelle. Dès l'invasion, les boissons délayantes, des lavemens émolliens, des pédiluves sinapisés, des applications de moutarde aux membres inférieurs, formèrent le traitement; la saignée fut proposée, le malade s'y refusa constamment. Au neuvième jour, même intensité de tous les symptômes avec la toux plus fréquente et encore plus violente, respiration extrêmement pénible, et suffocation lorsque le malade vouloit se coucher, impossibilité de reposer d'aucune manière. Application de huit sangsues aux cuisses, amendement général, sommeil de deux heures. Le onzième, application de quatre sangsues, continuation des moyens employés jusqu'alors; des lavemens rendus laxatifs par l'addition de deux onces de manne; la poitrine a continué à se dégager, la respiration devint facile; la toux s'est dissipée, et le quatorzième, les sueurs, les urines, les selles, devinrent plus abondantes; enfin, toutes les fonctions se rétablirent progressivement, et une convalescence solide a disposé à la guérison parfaite. Dans d'autres circonstances il faut agir d'une manière immédiate sur l'organe malade; d'autrefois sur celui qui est le plus voisin de la partie affectée, et le plus souvent sur la partie reconnue pour avoir le plus de sympathie avec l'organe qui est troublé dans ses fonctions. Par exemple, à la suite d'un coup, d'une chute, d'une percussion quelconque, une échimose se forme. Pour la diminuer et prévenir son augmentation, on applique des *sangsues* sur la partie; on agit alors immédiatement. Dans ce cas le sang coule et dégorge la partie d'une manière locale; l'irritation excite les forces qui provoquent l'absorption, et favorisent la résolution de l'engorgement qui commence. Un organe est-il frappé d'inflammation, s'annonçant par des symptômes caractérisés; tels que l'augmentation de chaleur avec douleur vive, couleur rutilante, comme l'ophtalmie aiguë, etc. En provoquant l'évacuation du sang capillaire à l'angle nasal de l'œil, on produit les effets heureux dont je viens de parler, et on agit alors par contiguité. Faut-il combattre une hémorragie qui a lieu par exhalation? ainsi pour arrêter une perte par l'utérus, on détermine une évacuation

capillaire aux mamelles, et on opère une
dérivation en agissant sur un organe uni
par sympathie à celui qui est le siège de
l'affection. C'est encore à cause des sympathies que l'on provoque ces évacuations, soit
à l'anus, soit à la vulve, pour favoriser l'écoulement hémorroïdal ou menstruel.

Les sympathies des organes doivent être
connues et prises en considération d'une manière particulière, pour prévenir avec succès
et combattre heureusement les maladies or-
ganiques ; telles que celles des viscères contenus dans les cavités : nul doute que les
saignées capillaires employées avec sagacité
dès les premiers symptômes qui annoncent
le développement de ce que l'on nomme
obstruction, *engorgement* des organes du
bas-ventre, *congestions humorales* sur ces
mêmes organes, et sur ceux contenus dans
les autres cavités ; nul doute, dis-je, que
ces évacuations déterminées dans les parties
extérieures liées par sympathies à ces organes, ne coopèrent à enlever, à détruire les
principes qui tendent à troubler leurs
fonctions.

Corollaires.

Toutes les évacuations sanguines artificielles ont donc pour phénomènes communs l'issue du sang, des modifications de la circulation générale, et une excitation des propriétés de la vie des différentes parties ; mais en particulier elles diffèrent principalement par les organes qui sont attaqués pour déterminer l'écoulement du sang ; par la nature du liquide qui s'épanche, et aussi par les phénomènes immédiats qui en sont les résultats.

Dans la *phlébotomie*, écoulement du sang noir.

Dans l'*artériotomie*, écoulement du sang rouge.

Dans le *système capillaire*, le plus souvent écoulement du sang rouge, et quelquefois écoulement du sang noir.

Les effets immédiats de ces évacuations par les artères et les veines, ont lieu sur la circulation générale ; au contraire dans les évacuations capillaires, ces premiers effets ont lieu sur le parenchyme des différens organes, et occasionnent une excitation des propriétés vitales de ces mêmes parties. L'art peut les déterminer plus facilement d'une manière immédiate, contiguë et sympathique; et la circulation générale n'est modifiée plus ou moins, que consécutivement, ainsi que les effets de la *phlébotomie* et de l'*artériotomie* sur les organes malades ne sont déterminés que d'une manière consécutive.

Je n'ai point parlé de plusieurs effets que différens auteurs ont attribués aux évacuations sanguines artificielles. 1.° Pour celui nommé la *spoliation*. Ces auteurs ont pensé que le sang se dépouilloit principalement de sa partie rouge. Leur raisonnement est basé sur ce que l'on a observé que des saignées excessives diminuent la couleur et la consistance du sang; mais aussi ces évacuations excessives altèrent la nutrition, débilitent toutes les fonctions et sur-tout la digestion, portent souvent atteinte à l'état de l'encéphale et des nerfs, occasionnent la consomption et la fièvre ectique : or tous ces accidens sont causés par l'abus des évacuations sanguines, comme ils pourroient être le résultat de l'abus de tout autre moyen de la matière médicale, et ces accidens ne doivent pas être considérés comme des effets qu'un art salutaire doit déterminer. D'ailleurs, quels que soient les organes qui fournissent le sang, ce liquide s'écoule dans le même état ; il est de la même nature que celui de la partie où il existoit. Sans doute la diminution du sang, particulièrement de l'artériel, occasionne aussi une diminution dans les matériaux des secrétions, puisque tous les organes secrétoires forment leur liquide particulier des matériaux qui leur sont fournis par le sang ; seulement on pourroit dire que les secrétions éprouvent une spoliation anticipée, parce que le sang ne fait que s'affoiblir en quantité, sans être dénaturé. La diminution de la couleur et de la consistance du sang, enfin ce qu'on nomme la spoliation de ce fluide est donc impossible comme effet salutaire ; et toutes les fois qu'elle a lieu, elle n'est que la conséquence de l'affoiblissement général, produit par de trop grandes pertes de sang, qui peuvent nuire et même être funestes à l'existence.

2.° On avoit reconnu à la saignée des effets *raffraîchissans, antipasmodiques, tempérans, altérans, etc.* : ils ne m'ont pas paru mériter d'être classés dans le nombre des phénomènes particuliers des évacuations sanguines artificielles. En effet, ils ne sont que très-secondaires à l'écoulement du sang ; et dans le langage médical on doit se garder de confondre ni la cause avec l'effet, ni ce dernier avec ses conséquences.

Tels sont les principaux phénomènes des

évacuations sanguines artificielles. Une éru-
dition souvent fastidieuse m'a paru inutile
dans une question de la nature de celle qui
fait le sujet de ce Mémoire ; de même il ne
m'avoit pas paru convenable de l'augmenter
par des observations qui pouvoient venir à
l'appui de ce que j'avance. Mais la Société
de Médecine de Bordeaux m'ayant honoré de
ses réflexions, j'ai voulu prouver ma docilité
aux sages conseils des savans qui la composent,
en ajoutant quelques observations.

Tous les observateurs peuvent s'assurer
par eux - mêmes de la vérité de mes asser-
tions, et les reconnoître comme le fruit de la
véritable expérience et de l'étude approfon-
die des lois vitales. Ces effets particuliers,
à mon avis, devoient être envisagés d'une
manière simple et claire. Pour remplir ce
but, il a fallu les décrire analytiquement,
en s'abstenant de toutes richesses qui seroient
devenues étrangères au sujet : je les ai donc
considérés dans les différens systèmes, d'après
leur influence sur les propriétés des organes ;
car on ne révoque plus en doute que la
science médicale et physiologique n'ait de
fondement réel dans ses explications, depuis
l'analyse des lois vitales. Cette analyse a
démontré qu'elles sont par-tout le principe
des phénomènes de l'organisation ; et il est

impossible de ne pas reconnoître pour cause immédiate des maladies, la lésion de ces divers principes ; lésion qui occasionne des troubles dans différentes fonctions auxquelles président ces lois vitales. De même on ne peut douter combien il est nécessaire de diriger les moyens de la matière médicale sur les propriétés de la partie malade, afin de déterminer des médications salutaires qui tendent à rétablir ces fonctions dans leur état naturel.

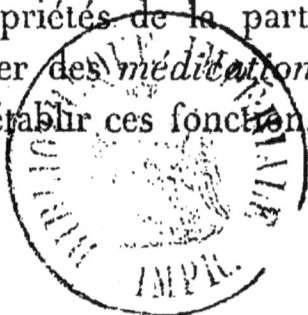

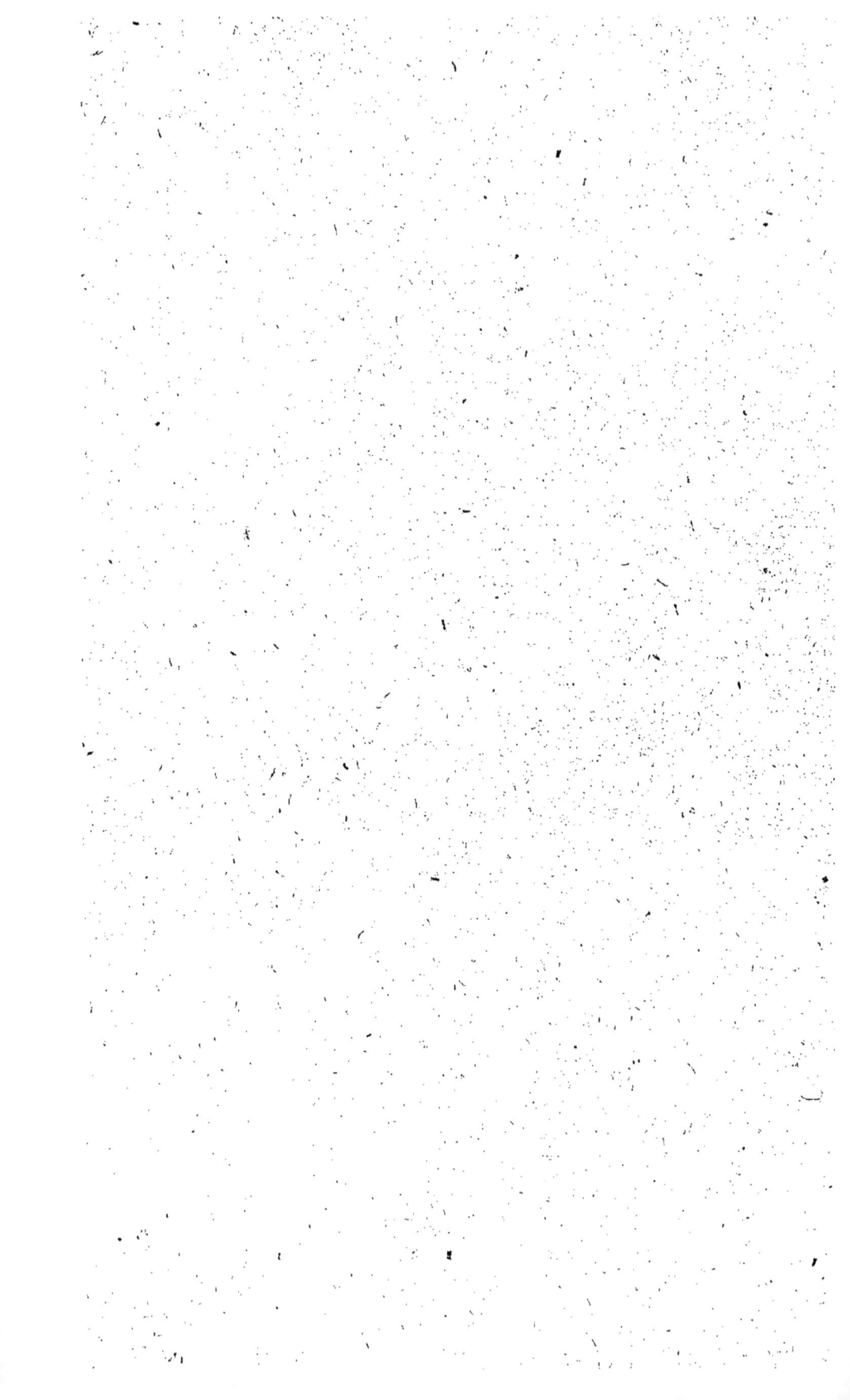

www.ingramcontent.com/pod-product-compliance
Lightning Source LLC
Chambersburg PA
CBHW071407200326
41520CB00014B/3320